Yin Yoga für Anfänger

Mit sanften Übungen und einfachen Asanas zu weniger Stress, mehr Entspannung und ganzheitlicher Gesundheit - inkl. praxiserprobter Beispiel-Sequenz

Mira Steen

☃ INHALT

Das erwartet Sie in diesem Buch

Entspannungsbäder, Bücherlesen, Beruhigungstees, Lavendel, Spaziergänge, Durchatmen: Kommen Ihnen diese Hilfsmittel bekannt vor auf Ihrer Suche nach mehr innerer Balance und auf dem Weg zu mehr Ausgeglichenheit? Sie sind im Alltag oft leicht reizbar und wünschten sich, gelassener auf viele Situationen zu reagieren? Liegen Sie abends häufig im Bett und fragen sich, wann Sie endlich zur Ruhe kommen und einschlafen können? Dann kann Ihnen dieser Ratgeber möglicherweise weiterhelfen. Er beschäftigt sich intensiv mit einer Art des Yogas, welche Körper und Geist zur Ruhe bringt und die Seele entspannen lässt. Yin Yoga – ein Gegensatz zum oft hektischen Alltag, welcher vom Yang dominiert ist. Probieren Sie es aus und finden Sie Ihr eigenes tägliches Ritual, worauf Sie sich stets freuen können und welches nicht nur gesundheitsfördernd für den Körper ist, sondern gleichzeitig die Ruhe und innere Harmonie mit sich bringt, nach welcher sich so viele Menschen in der heutigen Zeit sehnen.

Lassen Sie uns gemeinsam die Vorzüge des Yin Yogas entdecken und zusammen tiefer in die Materie eintauchen. Verstehen Sie Hintergründe und wenden Sie die Praktik sogleich zu Hause an, um ab dem ersten Kontakt mit dieser Art des Loslassens wieder mehr eins zu sein mit sich selbst und dadurch mit mehr Selbstliebe und Zufriedenheit den kleinen und großen Abenteuern des Lebens entgegenzublicken. Tief durchatmen – und auf geht's!

Ein bisschen Theorie muss sein

YOGA – WAS IST DAS EIGENTLICH?

Die Geschichte, die Ausprägungen und die Strömungen von Yoga im Allgemeinen zu beschreiben, würde sicher an sich schon einige Bücher füllen können, doch stellen Sie sich einmal die simple Frage: Wie würden Sie jemandem in wenigen Worten erklären, was man unter Yoga versteht? Gar nicht so einfach, obwohl das Wort mittlerweile im Zusammenhang mit Gesundheit und Lifestyle nicht mehr wegzudenken ist. Yoga ist eine uralte (ca. 3000–4000 Jahre) philosophische Lehre und stammt aus Indien. Die Wurzeln der Yoga-Philosophie liegen im Hinduismus und zum Teil auch im Buddhismus. Ziel ist es, Körper und Geist in Einklang zu bringen.

Dies wird nicht nur durch zahlreiche verschiedene körperliche Aktivitäten gefördert, sondern auch durch unterschiedliche Atemübungen und Meditationen unterstützt. Beim Yoga lernt man, sich selbst zu akzeptieren, ganz bei sich zu sein und erfährt Selbstliebe, Harmonie und Glück. Ziel ist es außerdem, Stress abzubauen, neue Energie und Kraft zu tanken sowie sich in Achtsamkeit und Selbstwahrnehmung zu üben. Weltweit praktizieren über 300 Millionen Menschen diese spirituelle Sportart und Yoga wurde 2016 sogar als immaterielles Weltkulturerbe anerkannt. Es gibt an die 130 verschiedene Yoga-Arten und der Bereich entwickelt sich noch ständig weiter. Hier soll es im Folgenden aber lediglich um eine Yoga-Art gehen, um eine der sanftesten Varianten, welche sich auch sehr gut für einen Einstieg in die Welt des Yogas eignet – Yin Yoga.

HERKUNFT VON YIN YOGA

Seine Wurzeln findet diese besondere Art des Yogas in den 1980er-Jahren. Yin Yoga wurde durch den Amerikaner Paulie Zink aus verschiedenen anderen Yoga-Arten, wie dem Hatha Yoga und dem Tao Yoga, entwickelt und von seinem Schüler, Paul Grilley, sowie dessen Schülerin, Sarah Powers, weiterentwickelt. Letztere gab dem Yin Yoga auch seinen Namen.

YIN UND YANG – BEDEUTUNG

Yin und Yang, Schwarz und Weiß, die Beschreibung zweier Gegensätze, von denen jeder bereits gehört hat. Vor Augen kommt einem das schwarz-weiße, kreisförmige Symbol, das wie zwei ineinander verschlungene Tränen anmutet. Diese tragen jeweils einen gegensätzlich gefärbten Punkt in der Mitte. Im Bereich der chinesischen Philosophie erklärt man damit die beiden komplementären Ströme des Lebens, die zwei sich ergänzenden Energien. Yang – das Helle, Aktive, Bewegende, Tag, Sonne. Yin – das Dunkle, Passive, Ruhe, Nacht, Mond. Diese Gegensatzpaarung könnte man endlos so weiterführen. Was aber auffällt: Es sind immer Komponenten, die sich nicht gänzlich gegenseitig ausschließen, sondern im Gegenteil, nämlich sich gegenseitig bedingen. Das heißt, das eine gäbe es nicht ohne das andere. Es braucht beides für eine Balance und Ausgewogenheit. Diese Symbolik lässt sich auch auf den menschlichen Körper und den Geist übertragen. Zum einen lassen sich Körperregionen in Yin- und Yang-Bereiche unterteilen. So zählen unter anderem die Lunge, das Herz, die Leber, die Nieren und alles Körperinnere zum Bereich des Yin und dazu gegensätzlich Blase, Darm, Gallenblase und die äußeren Schichten des Körpers, also auch die Haut, zum Yang. Die Traditionelle Chinesische Medizin (TCM) erklärt durch diese Einteilung die Struktur und auch krankhafte Veränderungen und deren Heilung und die physiologischen Funktionen des menschlichen Körpers. Dieses Thema würde hier aber zu weit greifen und soll nicht weiter betrachtet werden.

Aber auch bezüglich der körperlichen Aktivität kann zwischen mehr Yin- und eher Yang-lastigen Betätigungen unterschieden werden. Harmonie und Ausgeglichenheit beider Kräfte sind Ziele verschiedener Yoga-Praktiken. Yang wird durch dynamische, eher auf die Muskeln fokussierte Übungen trainiert (Ashtanga Yoga zum Beispiel), während sich das Yin durch Verweilen in bestimmten Haltungen für eine längere

Zeit kennzeichnet. Beim Yin Yoga werden die Muskeln weniger beansprucht und man hält die Übungen eher im Zusammenspiel mit der Schwerkraft und Dehnungen der Faszien und Sehnen. Gleichgewicht heißt das Zauberwort.

„Yin Yoga ist nötig, um unsere Yang-lastige Kultur in Balance zu bringen."
Paul Grilley (Gründer Yin-Yoga)

WARUM YIN YOGA?

Es gibt in unserer Zeit so viele Sport- und Beschäftigungsmöglichkeiten, wie es Ausreden gibt, mit ihnen nicht zu starten. Aber warum sollten Sie sich ausgerechnet für Yin Yoga entscheiden? Weil es irgendwie „in" ist, also im Trend liegt, oder weil Sie mitreden wollen, falls das Thema mal auf einer Party oder im Kollegenkreis aufkommt?

Das sind sicherlich keine Gründe, welche zu einer längerfristigen und nachhaltigen Praxis von Yin Yoga führen. Fragen Sie sich jedoch, was kann ich für MICH tun. Was tut mir, meinem Körper und meinem Geist gut? Wie kann ich Stress abbauen (und sind wir ganz ehrlich, jeder kann aus dem Stegreif eine Reihe von

Stressoren in seinem Leben aufzählen, seien sie auch noch so unterschiedlich oder vermeintlich belanglos)? Oder: Wie schaffe ich es, ausgeglichener und weniger reizbar zu sein? So oder so ähnlich klingen die Fragen immer häufiger in Ihrem Kopf? Dann ist es ziemlich sicher, dass das Praktizieren von Yin Yoga Ihnen weiterhelfen wird.

Die Motivation sollte also von innen kommen. Sie müssen den Entschluss selbst fassen, etwas ändern zu wollen und für Ihr eigenes bessere Wohlbefinden aktiv zu werden. Das Ziel ist es, die eigene Lebensqualität zu steigern und in gewissem Maße im Alltag von der gewonnenen Gelassenheit und Ausgeglichenheit zu profitieren.

Sie stehen hier im Mittelpunkt. Yin Yoga ist eine langsame Art des Yogas mit Asanas (Körperhaltungen), in welchen man lange Zeit, meist im Sitzen oder Liegen, verweilt. So spürt man den eigenen Körper und kommt zur Ruhe. Das Nervensystem wird ganz automatisch beruhigt und Sie fühlen sich nach einer Yin-Yoga-Einheit ruhig, ausgeglichen und entspannt. Es ist somit eine Wohltat für die Seele und den Geist. Zudem bringt die regelmäßige Praxis jedoch auch weitere körperliche Vorteile mit sich, wie eine gesteigerte Beweglichkeit und kräftigere Muskulatur. Außerdem haben

Sie sicher schon einmal etwas von Faszientraining gehört. Faszien werden die tieferliegenden Bindegewebsschichten des Körpers genannt. Diese umhüllen alle Muskeln, Knochen, Sehnen und Organe und sind für die Haltung und Stabilität sowie die Unterstützung von muskulären Arbeiten von großer Bedeutung.

Durch mangelnde Bewegung, Stress oder Überlastung können die Faszien verhärten, verkleben oder sich verdrehen, was zu Schmerzen unterschiedlicher Art führen kann. Durch Yin Yoga wird genau dieses elastische Bindegewebe angesprochen und es kann sich wieder entspannen und seinen eigentlichen Aufgaben nachgehen. Wenn das alles keine Gründe sind, sehr bald mit dieser wundervollen Art des Yogas zu beginnen!

FÜR WEN EIGNET SICH YIN YOGA?

Da Yin Yoga, wie bereits beschrieben, weniger dynamisch ist und ruckartige Bewegungen gänzlich vermieden werden, birgt diese Praxis wenig Verletzungsrisiko. Es kann somit auch von Personen geübt werden, welche vielleicht ein erhöhtes Risiko besitzen, sich in anderen Sportarten zu verletzen oder die eventuell bereits körperliche Einschränkungen haben. Einzelne Übungen zu bestimmten Körperregionen können auch einfach übersprungen oder durch ähnliche Asanas ersetzt werden. Zudem beschränkt sich das notwendige Equipment auf wenige Utensilien, was später noch Thema sein wird. Es sind keine teuren Anschaffungen oder Kurse nötig, die manchmal bereits vor Beginn ein wenig die Lust auf die neue Betätigung mindern oder gar gänzlich abschrecken.

Erfahrungen in anderen Yoga-Arten sind sicherlich von Vorteil, aber nicht nötig, denn die einzelnen Asanas werden Ihnen ganz genau erklärt, sodass Sie Yin Yoga auch allein zu Hause auf der Yoga-Matte praktizieren können. Auch für Begeisterte anderer Sportarten, welche vermutlich dem Yang zugeordnet werden können (dynamisch, aktiver), bietet das Gesamtkonzept des Yin Yogas eine willkommene Ergänzung und einen tollen Ausgleich.

Ähnlich dem Effekt einer Faszienrolle wird durch das Praktizieren von Yin Yoga nämlich das Bindegewebe stimuliert und mögliche Verklebungen, zum Beispiel durch zu langes Sitzen oder mangelnde Bewegung, werden gelöst. Wenn Sie Beschwerden mit Gelenken oder im Wirbelsäulenbereich haben, halten Sie bitte Rücksprache mit Ihrem Arzt, von welchen Bewegungen Sie eher Abstand nehmen sollten oder welche Übungen vielleicht sogar besonders gut sind, um Ihnen Linderung zu verschaffen.

Für Frauen in der Schwangerschaft gilt dies ebenso. Die jeweiligen Übungen können aber immer an die individuellen Gegebenheiten und Bedürfnisse angepasst werden. Wie intensiv Sie die Übungen gestalten, können Sie auch jederzeit selbst bestimmen und Ihre ganz eigenen Grenzen des Körpers achtsam entdecken. Egal, ob Ihre Ziele in der Verbesserung körperlicher Fitness oder Beweglichkeit, dem Schöpfen neuer Energien und geistiger Fähigkeiten oder dem Entspannen und Stressabbauen liegen, durch das regelmäßige Praktizieren von Yin Yoga kommen Sie diesen immer näher.

Insgesamt eignet sich Yin Yoga somit für jeden, der sein inneres Gleichgewicht wiederfinden will und seinem Körper und Geist etwas Gutes tun möchte. Doch Vorsicht – eine gewisse Suchtgefahr birgt die sanfteste Art des Yogas auf jeden Fall!

WAS BENÖTIGEN SIE FÜR YIN YOGA?

Zuerst einmal müssen Sie sich gänzlich wohlfühlen. Das heißt, ziehen Sie eine bequeme Hose und ein nicht zu eng sitzendes Oberteil an. Die Kleidung muss Ihnen Bewegungsspielraum schenken und Ihren Körper gleichzeitig wärmen. Da Yin Yoga vorwiegend im Sitzen oder Liegen praktiziert wird und somit wenig anstrengende Bewegung im Vordergrund steht, können Sie sich zum Beispiel auch warme Wollsocken oder Stulpen überziehen.

Empfehlenswert ist auch der sogenannte Zwiebel-Look, also mehrere Lagen übereinander, so haben Sie die Möglichkeit, je nach Intensität der Übung sich weiter aus- oder wieder anzuziehen. Legen Sie sich eine eher weichere Yoga-Matte unter, um nicht auf dem kalten, harten Boden die Entspannung zu gefährden.

Es könnte Ihnen aber auch ein Teppich genügen, um die Übungen ein erstes Mal auszuprobieren. Bei Bedarf können auch Hilfsmittel wie Yoga-Blöcke und Yoga-Gurte verwendet werden. Diese sind im Wesentlichen dazu da, bei anfänglicher Unbeweglichkeit den Abstand zum Boden zu verringern oder die Übungen so zu erleichtern. Sie sind aber nicht unbedingt notwendig, um mit Yin Yoga zu starten. Ein einfaches Sofakissen oder eine gefaltete Decke haben genau den gleichen Nutzen. Ebenso sind äußere Wohlfühlfaktoren wie Duftkerzen, Räucherstäbchen, ein leckerer Lieblingstee vor oder nach der Yin-Yoga-Sequenz sowie ruhige Musik nicht zwingend nötig, können aber das Zur-Ruhe-Kommen und Abschalten während der Übungen erheblich unterstützen.

Probieren Sie hier einfach mit der Zeit aus, was Ihnen am meisten zusagt, oder variieren Sie je nach Tagesstimmung und Laune. Eine wichtige Rahmenbedingung ist dafür aber eine ruhige Umgebung. Dies kann ein Platz in Ihrer Wohnung sein oder in der wärmeren Jahreszeit auch ein Platz am See, im Garten oder wo auch sonst Sie sich einfach gut fühlen. In Ergänzung kann eine Decke Ihnen bei der Schlussentspannung wohlige Wärme schenken oder bei einzelnen Übungen unter die Knie gelegt werden, um die Position angenehmer zu gestalten.

Sie sehen also – prinzipiell ist ein Ausprobieren der Übungen des Yin Yogas einfach so und ohne zusätzliche Mehrkosten möglich. Der Markt an wunderschönen Yoga-Accessoires ist groß und Sie können sich nach und nach Ihre Lieblingsstücke zusammen suchen, oder aber Sie mögen es lieber puristisch und konzentrieren sich ganz auf das Wesentliche und verschaffen sich durch Gegenstände, welche Sie sowieso im Haushalt besitzen, die nötige Umgebung. Die Wahl liegt bei Ihnen – und wie immer zählt: Balance is the key.

WIR NÄHERN UNS DER PRAXIS

Na, wann starten wir denn endlich mit den Übungen? Ein wenig Geduld noch – bevor wir uns wirklich auf die Matte begeben, sollen Sie noch verstehen, worauf es denn wirklich beim Yin Yoga ankommt. Sie sollten sich voll und ganz auf die Übungen einlassen. Anfangs ist es sicherlich etwas ungewohnt. Sportliche Betätigungen werden häufiger mit der Vorstellung von Bewegung und Anstrengung verbunden, als mit dem Verweilen in einer Haltung und zur Ruhe kommen, und das Ganze dann auch noch vorwiegend im Sitzen oder Liegen. Aber Sie werden für die Neugier an etwas Neuem belohnt werden, mit einer außergewöhnlichen Erdung, dem Gefühl, wieder bewusster in Ihrem Körper zu wohnen und ihm ebenso auch Dankbarkeit entgegenzubringen. Tauchen Sie nun also ein in die wundervolle Welt des Yin Yogas.

Yin Yoga – los geht's!

„Yoga ist zu 99 Prozent Praxis und zu 1 Prozent Theorie."

Diesem Zitat von Sri Krishna Pattabhi Jois, einem indischen Yogi, kommen wir nun nach, indem wir uns gemeinsam auf die Matte begeben.

DIE EINZELNEN ASANAS

Es gibt 25 verschiedene Asanas, also Haltungen des Körpers im Yin Yoga. Da diese zwischen drei und fünf Minuten gehalten werden, werden in einer Yin-Yoga-Einheit nur wenige davon ausgewählt und praktiziert, anstatt eine lange Reihe von Übungen aufeinanderfolgen zu lassen. Es hängt aber natürlich davon ab, wie viel Zeit man mitbringt und wie lange man sein Training gestalten möchte, dem sind keine Grenzen gesetzt.

Im Folgenden werden Ihnen die Asanas jeweils einzeln vorgestellt und deren Ausführung anschaulich erläutert sowie die positiven Auswirkungen auf Körper und Geist erklärt. Ebenso wird Ihnen nach jedem Asana eine Ausgleichshaltung beschrieben, welche Sie nach dem Auflösen der Pose einnehmen sollten, um die gerade beanspruchte Region des Körpers wieder zu entlasten und der ausgeführten Übung nachzuspüren. Der Körper kommt so zu einer Balance und lernt nach und nach, je öfter man diese Übungen und deren Ausgleich absolviert, besser in dieser Haltung zurechtzukommen.

Die zweitgenannten Begriffe nach den gängigen deutschen Namen sind die Originalnamen der entsprechenden Asanas aus dem Sanskrit, diese werden auch häufig ergänzend in Yoga-Kursen vom Lehrer verwendet. Legen Sie sich als Vorbereitung Ihre eventuellen Hilfsmittel in greifbare Nähe und stellen Sie sicher, dass Sie für die Zeit Ihrer Yoga-Praxis keine Störungen von außen erfahren (laute Geräusche, Luftzug etc.). Nehmen Sie sich dann Ihre Zeit beim Einfinden in die unterschiedlichen Haltungen und kommen Sie allmählich zur Ruhe. Atmen Sie tief durch die Nase ein und entweder genüsslich durch die Nase oder auch befreiend und mit einem hörbaren Seufzen durch den Mund wieder aus. Machen Sie sich keine Gedanken um Ihr Aussehen oder Anhören in den Übungen, sondern fokussieren Sie sich einzig und allein auf sich und Ihren Körper.

Kommen Sie in den Asanas an und spüren Sie, wie sich Ihre verschiedenen Körperregionen anfühlen, welche Übungen Ihnen vielleicht schon leicht fallen oder wo es regelmäßiger Praxis bedarf. Jeder Körper ist anders und ein Vergleichen ist hier fehl am Platz. Auch jede Tagesform ist anders und ein Üben am Morgen kann sich durch die noch vom Schlafen verkürzten Sehnen und Faszien schwerfälliger anfühlen als ein Training am Abend, wenn schon einiges an Bewegung im Alltag hinter Ihnen liegt. Machen Sie intuitiv das, was Ihnen gerade am besten hilft. Falls Sie einmal das Gefühl haben sollten, in einer Position nicht mehr länger bleiben zu können, tun Sie sich den Gefallen und lösen Sie diese auf.

Die Yoga-Praxis soll Ihnen einen Mehrwert bieten und es ist enorm wichtig, auf den eigenen Körper zu hören und seine Grenzen nicht zu überschreiten.

Schließen Sie zwischendurch auch gern Ihre Augen, um voll und ganz in sich hineinzuhören. Schenken Sie sich einen Moment der Achtsamkeit. Yin Yoga ist eben nicht nur eine sportliche Betätigung, sondern es soll Sie tiefer berühren, auf eine spirituelle, geistig-erdende Art und Weise.

1. Der sitzende Schmetterling – Baddha Konasana

Die Pose namens Schmetterling ist ein sanfter Hüftöffner. Diese sind häufig im Yin Yoga zu finden. Körperlich sollen sie Ihre Beweglichkeit in den Hüftgelenken verbessern und zu einer gesunden Haltung beitragen. Emotional gesehen, können Sie in dieser Haltung alles loslassen, Vergangenes abhaken und sich von Ihren Gefühlen einfach treiben lassen.

Ausführung

Setzen Sie sich auf Ihre Yoga-Matte und bringen Sie die Fußsohlen vor sich aneinander. Wie nah Sie hier die zusammengelegten Füße von Ihrem Gesäß entfernt abgelegt haben, bleibt Ihrem Körper und Wohlbefinden überlassen. Entspannen Sie nun Ihre Knie und lassen diese sanft, von der Schwerkraft unterstützt, in Richtung Boden fallen. Legen Sie dann Ihren Oberkörper vornüber und lassen den Rücken ruhig rund werden.

(Hinweis: Anders als bei anderen Yoga-Arten, wobei ein gerader Rücken und eine gespannte Körperhaltung wichtig sind, können Sie beim Yin Yoga ganz seiner Beschreibung nach auch die Muskeln total entspannen und den Übungen nicht mit Kraft oder gar Anstrengung entgegenhalten.) Ihre Hände umfassen nun entweder Ihre Füße oder liegen vor Ihnen auf dem Boden. Die Handflächen zeigen nach oben. Geübte Yogis und Yoginis können hier die Unterarme sowie den Kopf bereits auf der Matte ablegen. Keine Sorge, falls hier noch eine zu große Distanz herrscht. Eine Möglichkeit, auch um Ihren Nacken zu entlasten, besteht darin, dass Sie eine Decke oder Ähnliches zu Hilfe nehmen und diese auf Ihre Füße oder Beine legen und den Kopf darauf Platz nehmen lassen. Verweilen Sie nun drei bis fünf Minuten in dieser Asana. Lassen Sie die Gedanken einfach vorbeiziehen und entspannen Sie jeden einzelnen Muskel.

Ausgleichshaltung

Nachdem Sie die Haltung langsam aufgelöst haben, stellen Sie im Sitzen beide Beine auf der Matte auf und lassen Sie die Knie abwechselnd nach rechts und links zum Boden sinken. Diese Bewegung wird oftmals auch scherzhaft als Scheibenwischer bezeichnet. Mobilisieren Sie so Ihre Hüfte und spüren Sie der eben durchgeführten Dehnung nach. Ihre Hände können Sie hinter sich aufstellen, um auch den Rücken etwas zu entlasten.

Positive Wirkungen

Bei regelmäßigem Praktizieren des sitzenden Schmetterlings gewinnen Sie an Flexibilität der Hüftgelenke und auch der anfänglich vermutlich noch etwas schwerfallende Schneidersitz wird für Sie zu einer entspannten Haltung, in welcher Sie zum Beispiel auch Meditationen nachgehen können. Der untere Rücken und die hintere Oberschenkelmuskulatur erfahren zudem bei dieser Asana eine angenehme Dehnung. Diese Übung ist gesundheitsfördernd bei Blasenproblemen und gut für die Nieren. Geistig steht diese Pose übrigens für Leichtigkeit und Schönheit, auch ähnlich einem Schmetterling.

2. Der liegende Schmetterling – Supta Baddha Konasana

Eine Abwandlung des sitzenden Schmetterlings ist der liegende Schmetterling. Begeben Sie sich hierfür in Rückenlage. Winkeln Sie beide Beine an und lassen die Knie jeweils nach außen sinken. Lassen Sie nun ihre

Fußsohlen einander berühren. Die Distanz zwischen den Füßen und Ihrem Gesäß ist, wie auch beim Schmetterling, wieder Ihnen überlassen. So, wie es sich gut für Sie anfühlt. Falls das für Sie zu Beginn eine zu starke Dehnung ist, können Sie sich zwei Blöcke oder Kissen nehmen und jeweils unter die Knie oder äußeren Oberschenkel legen. Ihre Hände legen Sie dann bequem auf Ihrem unteren Bauch ab und spüren das langsame Heben und Senken Ihrer Bauchdecke, während Sie tief und genüsslich ein- und ausatmen. Ihr Kopf liegt während der Übung schwer auf dem Boden. Ihre Augen sind geschlossen. Verweilen Sie in dieser Pose für ca. drei bis fünf Minuten. Lassen Sie die Atmung fließen und geben Sie sich der sanften Dehnung der Hüftgelenke und Leisten hin. Die Ausgleichshaltung und die positiven Wirkungen sind ähnlich dem sitzenden Schmetterling und wurden oben bereits beschrieben.

3. Die Haltung des Kindes – Balasana
Ausführung

Ausgangslage dieser Übung ist der Fersensitz. Die Knie sind mattenbreit auseinander, die großen Zehen berühren sich. Die Fußrücken liegen flach auf der Matte. Wandern Sie nun mit beiden Händen nach vorn, das

Gesäß bleibt dabei auf den Fersen sitzen. Falls Sie empfindliche Knie haben, können Sie eine Wolldecke als Unterlage benutzen. Legen Sie die Stirn auf der Matte ab und geben Sie Ihr Körpergewicht an die Matte ab. Der Rücken ist nun ganz lang und alle Anspannungen können losgelassen werden.

Als Variante nehmen Sie beide Arme nach hinten und legen sie nah am Körper ab. Die Handflächen zeigen hier nach oben. Die Schultern können hier ganz schwer nach unten sinken, während die Schulterblätter auseinanderfallen. Die Stirn liegt hier auch auf der Matte auf und Sie lassen alle Muskeln einfach los. Diese Abwandlung ist noch etwas passiver als die oben beschriebene Haltung des Kindes, da sie dort durch Strecken und etwas Drehen der Arme auch die Dehnung der Schulter beeinflussen können.

Ausgleichshaltung

Als einfache Ausgleichshaltung kommen Sie in die Rückenlage und strecken die Beine nach vorn aus. Spüren Sie den soeben beanspruchten Regionen Ihres Körpers nach und verweilen Sie so, bis Sie für die nächste Yin-Yoga-Übung bereit sind.

Positive Wirkungen

Ihre Schultern werden hier sanft gedehnt und der untere sowie mittlere Rücken kann durch die angenehme Dehnung auch auf schwierigere Rückbeugen vorbereitet und dafür aufgewärmt werden. Diese Asana beruhigt zudem das Herz, hilft gegen Müdigkeit und Kopfschmerzen und Sie kommen fast ganz selbstverständlich zur Ruhe.

4. Die Sphinx – Ardha Bhujangasana (und der Seehund)

Ausführung

Begeben Sie sich für diese Übung in die Bauchlage. Heben Sie nun nacheinander ein Bein an und ziehen es gerade nach hinten, um es dann wieder gestreckt abzulegen. Stützen Sie sich auf Ihre Unterarme, welche nach vorn zeigen. Die Handflächen liegen auf der Matte auf und die Finger sind weit aufgespreizt. Die Mittelfinger zeigen nach vorn zum kurzen Mattenende. Die Ellbogen sind dabei genau unter den Schultern platziert, welche tendenziell eher zurückgenommen werden.

Die Beine bleiben zusammen und die Fußrücken drücken sanft in den Boden. Lassen Sie Ihren Kopf in Verlängerung der Wirbelsäule, um so den Nacken zu entlasten. Verweilen Sie nun in dieser Position und achten Sie darauf, dass Ihr unterer Rücken nicht verspannt. Die Pobacken bleiben locker und werden nicht angespannt.

Aktivieren Sie in dieser Haltung aber Ihr Zentrum und drücken Sie das Schambein leicht auf die Matte. Wenn Sie mögen, können Sie diese Übung auch etwas dynamisch praktizieren. Heben Sie hierfür beim Einatmen den Oberkörper etwas mehr an. Verweilen Sie einen kurzen Moment so und sinken Sie beim Ausatmen wieder etwas tiefer. Wiederholen Sie diesen Ablauf ca. fünfmal. Für eine intensivere Variante der Sphinx schieben Sie die Hände weiter nach vorn und stützen Sie sich auf beiden Hände auf, so entsteht eine stärkere Rückbeuge sowie intensivere Dehnung der gesamten Vorderseite. Hier sollten Sie besonders auf den unteren Rücken achten, er wird extrem beansprucht. Diese Pose heißt nun übrigens der Seehund.

Ausgleichshaltung

Einen wunderbaren Ausgleich bietet hier die Haltung des Kindes, wie oben beschrieben. Geben Sie hier Druck auf Ihre auf der Matte liegenden Hände. Lassen Sie sich Ihre Zeit, denn der untere Rücken muss sich erst an diese Gegenbewegung gewöhnen.

Positive Wirkungen

Diese Asana hilft Ihnen bei Verspannungen im oberen Rücken. Da aber auch starker Druck auf den Bauch ausgeübt wird, sollten Frauen während der Schwangerschaft auf diese Pose verzichten. Die gesamte Körpervorderseite wird hier gedehnt und die Muskulatur des Rückens und des Gesäßes werden gekräftigt. Die Sphinx öffnet Ihr Herz, gibt Selbstvertrauen und befreit zudem von Ängsten.

5. Das glückliche Baby – Ananda Balasana
Ausführung

Kommen Sie für diesen weiteren Hüftöffner, welcher auch häufig als Happy Baby bezeichnet wird, in Rückenlage und winkeln Sie die Beine nun an. Umfassen Sie mit Ihren Händen nun von innen die jeweiligen Fußaußenkanten. Die Fußsohlen zeigen in Richtung Decke und die Beine befinden sich in einem Neunzig-Grad-Winkel. Die Schienbeine sind in einer senkrechten Position. Die Knie streben in Richtung Matte und der untere Rücken liegt komplett auf dieser auf. Die Schultern sind entspannt und liegen auch auf der Matte auf. Der Nacken bleibt lang, der Kopf abgelegt. Schieben Sie nun die Füße sanft in die Hände und ziehen Sie im Gegensatz mit den Händen die Beine leicht

nach unten, sodass eine ausgewogene Balance entsteht.

Ausgleichshaltung

Legen Sie sich nach der Verweildauer von drei bis fünf
Minuten einfach auf den Rücken und spüren Sie der
Übung nach.

Positive Wirkungen

Hier wird die Hüfte intensiv gedehnt, gleichzeitig der
Geist beruhigt und Stress sowie Ermüdung entgegen-
gewirkt. In dieser Pose kommt einem tatsächlich das
Bild eines glücklichen Babys in Erinnerung, welches
einen in dieser Pose anstrahlt und diese Übung kinder-
leicht aussehen lässt.

6. Der Drache – Anjaneyasana
Ausführung

Der Drache ist eine der aktivsten Haltungen im Yin
Yoga. Begeben Sie sich für die richtige Ausführung zunächst in den Vierfüßlerstand. Bringen Sie nun den
rechten Fuß nach vorn zwischen Ihre Hände. Das
rechte Knie ist über Ihrem Fuß und zeigt nicht über das
Sprunggelenk nach vorn hinaus. Das hintere, linke

Knie wandert noch ein kleines Stück weiter nach hinten und Sie setzen es wieder auf der Matte ab. Achten Sie darauf, dass hier nicht zu viel Gewicht auf dem linken Knie lastet. Sie können hier auch eine Decke unterlegen, um das Knie zu schonen. Den hinteren Fuß legen Sie um, sodass der Fußspann auf der Matte aufliegt. Nun lassen Sie das Becken langsam und achtsam nach unten sinken und erfahren eine Dehnung im Bein, welches nach hinten abgelegt wurde. Sie können hier die Hände auf der Matte aufgestellt lassen oder auch auf Ihr rechtes Knie stützen. Den Kopf können Sie in Verlängerung der Wirbelsäule belassen oder leicht nach unten absenken. Verweilen Sie hier für drei bis fünf Minuten und wechseln Sie dann die Seite.

Varianten des Drachen

Sie nehmen die Stellung wie oben beschrieben ein, setzen aber nun beide Hände auf die Innenseite des vorderen Fußes ab. Sie können diesen auch etwas näher zur Mattenaußenkante bringen und auf der Außenkante abstellen sowie das Knie etwas nach außen drücken. Wenn Sie mehr möchten, legen Sie sich auf die Unterarme ab. Hier wird die Hüfte zusätzlich zum Dehnen auch geöffnet und die Position ist etwas intensiver. Eine weitere Variante ist der gedrehte Drache. Hierfür

lassen Sie die Hand auf der Seite des nach hinten gestreckten Beines auf der Matte aufgestützt und bringen
die andere Hand auf das seitengleiche Knie. Jetzt öffnen Sie Ihren Oberkörper zur Seite des aufgestellten
Beines und wählen Ihre eigene Intensität der Drehung
durch den Druck Ihrer Hand auf dem Knie bzw. vorderen Oberschenkel. Sie können als weitere Steigerung
auch die Hand vom Knie lösen und diese senkrecht
nach oben strecken. Jederzeit können Sie wieder in die
Ausgangsposition wechseln.

Ausgleichshaltung

Auch hier ist eine ideale Ausgleichshaltung die Haltung des Kindes. Diese können Sie sowohl nach der
Übung als auch vor dem Seitenwechsel einnehmen.

Positive Wirkungen

Diese Asana kann sich wohltuend auf Beschwerden
mit dem Ischias auswirken. Sie öffnet zudem den Hüft-
bereich und die Leisten und dehnt die hintere Bein-
und die vordere Oberschenkelmuskulatur. Es sollen
hier aber auch sämtliche Anspannungen losgelassen
und insgesamt ein Ausgleich zu unserer meist sitzenden Tätigkeit im Alltag geboten werden.

7. Die Raupe – Paschimottanasana
Ausführung

Diese Übung beginnt im Sitzen und wird auch sitzende Vorwärtsbeuge genannt. Strecken Sie beide Beine nach vorn aus und stellen Sie sicher, dass Sie auf beiden Sitzbeinhöckern fest auf der Matte sitzen. Hierfür können Sie gern mit den Händen die Gesäßhälften jeweils einmal nach hinten anheben. Falls es für Sie unangenehm oder zu anstrengend ist, setzen Sie sich auf eine Erhöhung, ein Yoga-Kissen oder eine zusammengerollte Wolldecke. Beugen Sie nun leicht Ihre Knie und runden Sie den Rücken nach vorn. Um die Position angenehmer zu gestalten, kann auch eine Decke unter die Knie gelegt und der Kopf auf einen senkrecht oder waagrecht aufgestellten Yoga-Block abgelegt werden. Sie brauchen hier den Körper nicht aktiv mit den Händen nach vorn zu ziehen, sondern können hier die Schwerkraft wirken lassen. Die Beinmuskulatur ist in jedem Fall entspannt. Ihre Hände liegen locker neben den Beinen. Die Handflächen zeigen zur Decke. Die Schultern lassen Sie entspannt nach unten sinken.

Ausgleichshaltung

Stellen Sie die Füße für eine Gegenbewegung auf der Matte auf und bringen Sie die Hände hinter sich auf

den Boden. Dann bewegen Sie wieder beide Knie abwechselnd nach rechts und nach links auf die Matte.

Positive Auswirkungen

Durch die Raupe wird die komplette Wirbelsäule sanft
gedehnt, was Ihrer gesamten Körperhaltung zugute-
kommt.

8. Der (schlafende) Schwan – Rajakapotasana
Ausführung

Für die Ausführung des Schwans, auch als die Position
der Taube bekannt, begeben Sie sich in den Vierfüßlerstand. Stellen Sie nun den rechten Fuß zwischen Ihre
Hände. Rücken Sie den Fuß etwas weiter nach links
und legen Sie nun Knie und Unterschenkel sanft nach
rechts auf den Boden ab. Das linke Bein wird nun nach
hinten ausgestreckt und komplett abgelegt. Der Fußrücken berührt den Boden. Stützen Sie sich nun auf Ihre
Unterarme, welche Sie vor dem rechten Knie auf die
Matte legen, und beugen Sie den gesamten Oberkörper
in Richtung Boden.

Für die Variante des schlafenden Schwans legen
Sie beide Arme auf dem Boden ab und kommen auch
mit der Stirn zum Boden. Sollten Sie sich für diese Variante entscheiden, kommen Sie bei der Auflösung der

Asana zuerst wieder zurück auf die Unterarme, verweilen hier für wenige Atemzüge und lösen Sie dann die Haltung auf.

Ausgleichshaltung

Als Ausgleichshaltung kommen Sie in den Vierfüßlerstand und bewegen Ihre Wirbelsäule abwechselnd in die Kuh- und Katzenhaltung. Für die Kuh gehen Sie leicht ins Hohlkreuz und heben den Blick leicht nach vorn an. Öffnen Sie hier Ihren Brustwirbelbereich und das Herz. Für die Katze machen Sie den bekannten Katzenbuckel und runden den Rücken, soweit es geht. Ziehen Sie hier den Bauchnabel gefühlt nach innen und oben. Führen Sie diese dynamische Übung langsam in Ihrem eigenen Tempo und kontrolliert aus. Diese Gegenbewegung können Sie auch gern vor dem Seitenwechsel praktizieren.

Positive Wirkungen

Durch diese Asana wird der Hüftbeuger gedehnt, welcher durch eine überwiegend sitzende Haltung im Alltag vernachlässigt wird.

9. Die Schnecke – der Pflug – Halasana
Ausführung

Beginnen Sie diese Übung im Liegen und legen Sie ein Kissen unter Ihr Gesäß. Heben Sie nun die Beine nach oben in eine Umkehrstellung. Die Arme bleiben zunächst neben dem Körper abgelegt, die Handflächen zeigen nach oben, dann bringen Sie Ihre Beine über Ihren Oberkörper und die Füße somit über Ihren Kopf. Bringen Sie mit den Händen nun das Kissen weiter unter Ihren Rücken und legen diesen wieder darauf ab. Die Beine können leicht geöffnet und angewinkelt werden. Mit den Händen können Sie nun Ihre Füße umfassen oder Sie verschränken sie in den Kniekehlen ineinander. Die Schwerkraft tut nun wieder ihr Übriges und Sie können sich der Dehnung hingeben.

Atmen Sie in die Dehnung des unteren Rückens und entspannen Sie die Schultern. Als Variante können Sie weiter in die Pflughaltung gehen. Hierfür bringen Sie die Beine noch weiter nach hinten, sodass die Füße den Boden oder ein dort positioniertes Kissen berühren. Sie können hier mit den Händen Ihren unteren Rücken unterstützen. Die Knie fallen nach unten in Richtung Ohren. Verweilen Sie hier wieder ca. drei bis fünf Minuten und kommen Sie achtsam aus der Übung heraus.

Ausgleichshaltung

Legen Sie sich flach auf die Matte und strecken Sie die Beine aus. Strecken Sie beide Arme nach hinten und legen Sie diese ebenfalls auf dem Boden ab. Nehmen Sie hier ein paar tiefe Atemzüge und spüren Sie der Übung der Schnecke oder des Pfluges nach.

Positive Wirkungen

Durch diese Haltung wird die Beinmuskulatur gedehnt, die inneren Organe werden durch die Kompression massiert und die Durchblutung des Herzens wird gefördert. Eventuell bestehende Blockaden in der Wirbelsäule werden gelöst und die Übung wirkt harmonisierend auf die Schilddrüse.

10. Der Sattel – Supta Vajrasana
Ausführung

Starten Sie diese Übung im Vierfüßlerstand. Öffnen Sie nun die Unterschenkel etwas weiter als hüftbreit und setzen Sie sich vorsichtig nach hinten ab. Diese Übung ist sehr intensiv für Knie und Oberschenkel. Wenn Sie hier bereits ein Ziehen bemerken, legen Sie sich eine Decke als Unterlage auf die Matte, auf welche Sie sich setzen. Bringen Sie dann Ihre Arme hinter den Rücken und stützen Sie sich auf dem Boden ab, während Sie sich langsam und vorsichtig nach hinten ablegen. Auch hier können Sie gern mit Kissen oder Decken den Abstand zum Boden verringern, um ein Ablegen zu ermöglichen.

Eine Variante des Sattels ist der halbe Sattel. Hierfür strecken Sie ein Bein nach vorn aus und legen sich dann nach hinten. Wechseln Sie nach dem Verweilen in dieser Position selbstverständlich die Seite des ausgestreckten Beines.

Ausgleichshaltung

Legen Sie sich als Ausgleich auf den Rücken, ohne jegliche Polster, und stellen die Füße auf. Bewegen Sie wieder beide Knie synchron abwechselnd nach links und nach rechts. Genießen Sie das Auflösen dieser intensiven Haltung und spüren Sie nach.

Positive Wirkungen

Der Sattel öffnet den Bereich der Lendenwirbelsäule und dehnt den Hüftbeuger sowie die Oberschenkelmuskulatur. Diese Pose tut insbesondere jenen Personen gut, welche im Alltag viel Stehen und Gehen.

11. Das Reh – Jathara Parivartanasana
Ausführung

Setzen Sie sich auf die Matte, die Füße sind vor Ihnen aufgestellt. Nun lassen Sie beide Knie nach rechts sinken. Das rechte Schienbein bringen Sie nun so in Position, sodass es parallel zum vorderen Mattenrand liegt. Das linke Bein ist nach hinten angewinkelt. Drehen Sie sich nun mit einer nach oben gestreckten Wirbelsäule nach rechts. Die linke Hand umfasst das rechte Knie und die rechte Hand ist locker hinter Ihrem Rücken am Boden aufgesetzt. Bei jeder Einatmung werden Sie noch ein Stück großer und richten sich weiter auf. Bei jeder Ausatmung drehen Sie sich ein kleines Stück weiter nach rechts. Das Kinn bleibt die gesamte Zeit über dem Brustbein und wird nicht weiter als der Oberkörper eingedreht.

Diese Asana kann ebenso auch intensiviert werden. Legen Sie dazu den Oberkörper nach rechts ganz auf der Matte oder auf eine zusammengefaltete Wolldecke ab. Platzieren Sie zudem die Stirn auf dem Boden. Zusätzlich kann hier die Dehnung verstärkt werden, indem Sie das hintere Bein noch weiter nach hinten nehmen.

Ausgleichshaltung

Hier empfiehlt sich ebenfalls die abwechselnde Drehbewegung der Knie, also der Scheibenwischer, während Sie auf der Matte sitzen und Füße sowie Hände aufgestellt sind.

Positive Wirkungen

Durch die Drehung des Oberkörpers wird die Verdauung gefördert und diese Position soll auch allgemeine Wechseljahresbeschwerden lindern.

12. Die Banane – Bananasana
Ausführung

Begeben Sie sich in Rückenlage und strecken Sie die Beine auf der Matte aus. Nehmen Sie beide Hände nach hinten und strecken sie ebenfalls aus. Nun wandern Sie mit dem gesamten Körper und bei geschlossenen Beinen in die Nähe des rechten Mattenrandes. Wandern Sie jetzt mit dem Oberkörper und beiden Armen nach links, sodass Ihr Körper auf der Matte die Form eines Halbmondes oder einer Banane einnimmt. Umfassen Sie mit der linken Hand anschließend das rechte Handgelenk, um sich kontrolliert noch mehr in die Dehnung zu begeben. Atmen Sie nun in die rechte Körperseite, diese erfährt hier eine angenehme Dehnung. Wechseln

Sie nach einer Verweildauer von ca. drei bis fünf Minuten die Seite.

Ausgleichshaltung

Bleiben Sie vor dem Seitenwechsel und nach der Übung einfach einige Atemzüge gerade auf dem Rücken liegen und spüren Sie der Drehung und Dehnung nach.

Positive Wirkungen

Die Banane, im Stehen auch der Halbmond genannt, öffnet die seitlichen Faszienverbindungen und wirkt äußerst beruhigend und ausgleichend.

13. Das Nadelöhr – Sucirandhrasana
Ausführung

Auch diese Asana beginnt in Rückenlage. Stellen Sie hier beide Füße auf dem Boden auf. Legen Sie nun den rechten Fußknöchel auf Ihr linkes Knie. Greifen Sie dann mit beiden Händen um den linken Oberschenkel und ziehen diesen sanft zu sich heran. Der rechte Arm greift hier wie durch ein Nadelöhr, daher der Name dieser Haltung. Falls Sie Ihren Oberkörper angehoben haben, um den Oberschenkel zu umfassen, legen Sie diesen nun langsam wieder am Boden ab. Sie können auch hier die Intensität nach eigenem Bemessen selbst steuern, indem Sie mehr oder weniger den linken Oberschenkel zu Ihrem Brustbein ziehen. Mit Ihrem rechten Arm können Sie zudem das rechte Knie weiter nach außen, von sich weg, schieben. Wenn Sie in dieser Position sehr geübt sind und mehr möchten, können Sie anstatt des Oberschenkels auch das rechte Schienbein umgreifen. Verweilen Sie in der Haltung für drei bis fünf Minuten und wechseln Sie dann die Seite.

Ausgleichshaltung

Bleiben Sie auch hier vor dem Seitenwechsel und nach der Übung gerade auf der Matte liegen. Sie können auch die Arme hinter Ihren Kopf strecken und sich rekeln oder für einen kurzen Moment die Füße aufstellen und die Hüfte zur Brücke anheben. Bewegen Sie Ihren Körper intuitiv und tun Sie, was Ihnen guttut.

Positive Wirkungen

Das Nadelöhr dehnt die Hüfte und die Gesäßmuskulatur.

14. Der Schnürsenkel – Gomukhasana
Ausführung

Begeben Sie sich in den Vierfüßlerstand. Stellen Sie von dort aus das rechte Knie zwischen den beiden Händen auf der Matte ab. Schlingen Sie nun das linke Bein über das rechte. Öffnen Sie nun beide Unterschenkel und platzieren Sie das Gesäß zwischen den Unterschenkeln auf dem Boden. Nun beugen Sie den gesamten Oberkörper nach vorn und legen ihn auf den Beinen ab. Den Rücken dürfen Sie rund werden und den Kopf entspannt hängen lassen. Die Hände werden vor den Beinen auf der Matte aufgestellt. Als Variante können Sie die Hände auch auf den Knien Platz nehmen lassen und die Stirn auf den Händen oder noch einem zusätzlich zur Hilfe genommenen Kissen oder einer Wolldecke ablegen. Verweilen Sie in dieser Haltung für ca. drei bis fünf Minuten, kommen Sie in die Ausgleichshaltung und wechseln Sie dann die Seite.

Ausgleichshaltung

Als einfache Ausgleichshaltung für die in anderen Yogaarten auch Kuhgesicht genannte Asana legen Sie sich flach auf den Rücken und spüren der intensiven Dehnung nach.

Positive Wirkungen

Diese Pose aktiviert die seitliche Gesäßmuskulatur und lockert die Region des unteren Rückens. Zudem werden die inneren Organe – Galle, Leber und Niere – stimuliert.

15. Der Frosch – Bhekasana
Ausführung

Legen Sie sich für die Ausführung dieser Asana eine länglich gefaltete Wolldecke quer auf die Matte, um die Knie zu polstern. Begeben Sie sich dann in den Vierfüßlerstand und rutschen Sie mit den Knien auf der Decke so weit wie möglich auseinander. Gleichzeitig strecken Sie die Arme nach vorn am Boden entlang. Sie sollten zuerst die Füße beieinander lassen und das Gesäß zwischen den Beinen belassen. Sobald Sie die Dehnung in den Oberschenkelinnenseiten spüren, können Sie die Füße weiter auseinander nehmen. Senken Sie nun auch den Oberkörper etwas weitere nach unten ab und finden Sie in die intensive Haltung des Frosches.

Ausgleichshaltung

Hier gilt die Haltung des Kindes als Gegenbewegung. Die Beine sind hier geschlossen, die Knie nehmen Sie also wieder zueinander. Spüren Sie der Position des

Frosches nach und nehmen Sie ein paar tiefe Atemzüge.

Positive Wirkungen

Diese Asana ist eine intensive Öffnung der Beininnenseiten und kann dabei helfen, emotionale und impulsive Stimmungen zu harmonisieren. Sie stimuliert zudem Magen, Milz und Nieren.

16. Der Zehensitz – Vadrasana
Ausführung

Ausgangsposition ist wieder der Vierfüßlerstand. Stellen Sie die Zehen beider Füße auf und beginnen Sie, langsam Ihren Oberkörper aufzurichten, um mit Ihrem Gesäß vorsichtig auf den Fersen zum Sitzen zu kommen. Dieses ungewohnte Dehnen in den Zehen kann ziemlich intensiv sein. Gehen Sie nur so weit, wie Sie auch einige Minuten halten können.

Ausgleichshaltung

Heben Sie das Gesäß hoch und kippen Sie die Zehen allmählich wieder um, sodass die Fußrücken flach auf der Matte liegen. Setzen Sie sich nun langsam wieder zurück auf die Fersen. Tut das nicht sehr gut? Spüren Sie der gerade durchgeführten Asana einige Atemzüge nach.

Positive Wirkungen

In den Füßen laufen einige Faszien zusammen, die durch diese Pose stimuliert werden. Die Füße und Zehen werden zudem gelockert und laut den Anhängern des Tao Yoga „hat eine Person mit offenen Zehen auch einen offenen Geist".

17. Die Libelle – Upavishta Konasana
Ausführung

Diese Haltung beginnt in der sitzenden Position. Legen Sie gern wieder eine gefaltete Decke unter Ihr Gesäß, um aufrechter sitzen zu können. Grätschen Sie dann die Beine so weit wie möglich und beugen Sie Ihren Oberkörper nach vorn. Falls Ihnen die Dehnung nicht ausreichend ist, versuchen Sie zuerst, die Unterarme parallel nach vorn gerichtet und dann eventuell sogar die Stirn am Boden abzulegen.

Als Variante können Sie auch die Libelle an der Wand praktizieren. Hierfür benötigen Sie eine nicht ganz so kalte Wandfläche, die breit genug ist, um die Beine dort auszustrecken. Legen Sie die Yoga-Matte im rechten Winkel längs an die Wand. Das heißt, die kurze Seite der Yoga-Matte liegt an der Wand an. Setzen Sie sich nun seitlich an die Wand und legen sich auf dem Rücken ab. Bringen Sie dann die Beine an der Wand hoch und rücken Sie mit dem Gesäß ganz an die Wand. Lassen Sie zunächst die Füße geschlossen und richten Sie noch einmal den Körper in einer geraden Linie aus. Legen Sie die Arme bequem am Boden oder auf dem unteren Bauch ab.

Beim Ausatmen lassen Sie nun die Beine einfach gestreckt auseinander an der Wand entlang nach unten gleiten. Gehen Sie hier langsam und behutsam vor. Entspannen Sie nun, in der Position, in welcher Sie länger bleiben können, und atmen Sie tief in diesen Hüftöffner hinein. Verweilen Sie hier insgesamt drei bis fünf Minuten und bemerken Sie, dass Ihre Grätsche mit der Zeit von allein immer tiefer und tiefer wird. Tanken Sie in dieser Übung neue Kraft und lassen Sie sich Zeit beim Auflösen der Position.

Ausgleichshaltung

Spüren Sie dieser wundervollen Übung in der einfachen Rückenlage einige Atemzüge nach. Nach der Libelle an der Wand können Sie auch gern die Füße aufstellen und die Knie abwechselnd nach links und rechts sinken lassen. Diese kleine Mobilisierung der Hüftgelenke sollte sanft ausgeführt werden, da die Grätsche eine intensive Dehnung darstellt.

Positive Wirkungen

Die Libelle öffnet die Hüften und Leisten und dehnt die Oberschenkelinnenseiten. Sie stimuliert Leber, Niere sowie Blase und setzt einiges an Energie frei.

18. Der Herzöffner – Anahatasana
Ausführung

Starten Sie im Vierfüßlerstand. Strecken Sie Ihre Arme nach vorn und setzen Sie beide Handflächen am Boden ab. Senken Sie dann Ihren Oberkörper nach unten und legen Sie Ihre Stirn auf der Matte ab. Die Hüfte bleibt über den Knien. Wenn Sie mit der Stirn nicht auf den Boden gelangen, können Sie diese auf auch Ihren übereinander gelegten Handflächen oder auch auf Ihren gestapelten Fäusten ablegen. Dadurch wird die Distanz zum Boden wieder verringert. Kommen Sie so in eine für Sie machbare und angenehme Position und verweilen Sie dort für drei bis fünf Minuten. Nehmen Sie tiefe Atemzüge und lassen den Oberkörper mit jeder Ausatmung noch ein wenig weiter nach unten sinken. Für eine gedrehte Variante des Herzöffners strecken Sie den rechten Arm nach vorn aus und fädeln den linken Arm weit unter die rechte Achsel durch. Legen Sie dann den linken Arm auf dem Boden, Handfläche zeigen nach oben, und Ihren Kopf auf der linken Schläfe auf der Matte ab.

Ausgleichshaltung

Vor dem Seitenwechsel und nach der Übung begeben Sie sich am besten zum Ausgleich in die Haltung des Kindes. Hierfür die Arme nach hinten neben dem Körper ablegen, die Handflächen zeigen nach oben. Der Rücken darf hier rund werden und eine Gegenbewegung zur eben durchgeführten Übung machen.

Positive Wirkungen

Der Herzöffner dehnt die Schulter und wirkt ausgleichend auf den Herzraum. Er ist eine leichte Rückbeuge für den mittleren und unteren Rücken und wärmt sanft auf.

19. Die (unterstützte) Schulterbrücke – Setu Bandha Sarvangasana
Ausführung

Beginnen Sie diese Asana in Rückenlage. Stellen Sie die Füße hüftbreit auf der Matte auf. Rücken Sie mit den Fersen so nah wie möglich an Ihr Gesäß heran. Die

Arme liegen seitlich neben dem Körper. Pressen Sie die Füße fest in den Boden und heben Sie nun langsam Ihr Becken an. Rollen Sie Wirbel für Wirbel nach oben. Sie können hier verweilen und das Becken so weit oben wie möglich halten. Hierbei werden die Arme ebenfalls in den Boden gepresst. Die Knie sollten jedoch nicht auseinander, sondern vielmehr energetisch zusammengehalten werden.

Als Variante verschränken Sie Ihre Hände unter Ihrem Gesäß und strecken die Arme so nach vorn. Ziehen Sie die Schulterblätter zusammen und ruckeln Sie die Arme näher zusammen, sodass Sie anstatt auf dem kompletten Rücken auf Ihren Schultern aufliegen. Halten Sie währenddessen immer das Becken in höchster Stellung. Das Gesäß bleibt entspannt und der Nacken lang. Verweilen Sie hier für drei bis fünf Minuten und heben Sie dann die Fersen vom Boden ab und rollen Sie sich wieder Wirbel für Wirbel nach unten auf die Matte zurück.

Ausgleichshaltung

Zum Ausgleich kommen Sie in die einfache Rückenlage und spüren der vorherigen Dehnung für ein paar Atemzüge nach.

Positive Wirkungen

Ihre komplette Körpervorderseite wird gedehnt und die Wirbelsäule wird beweglicher. Diese wundervolle Rückbeuge öffnet das Herz und wirkt durch die Dehnung der Brustwirbelsäule und des Brustkorbes als effektiver Stimmungsaufheller.

20. Das Kamel – Ustrasana
Ausführung

Knien Sie sich für die Pose des Kamels auf Ihre Matte. Die Ober- und Unterschenkel sind geschlossen und die Füße berühren sich gegenseitig. Die Fußrücken liegen flach auf der Matte auf. Legen Sie nun Ihre Handflächen auf Ihr Kreuzbein und schieben Sie Ihre Hüfte nach vorn. Der untere Rücken wird dadurch geschützt, dass Sie Ihre Bauchmuskeln anspannen. Mit jeder Einatmung strecken Sie nun Ihre Wirbelsäule in die Länge und mit jeder Ausatmung lehnen Sie Ihren Oberkörper sanft nach hinten und öffnen so den Brustwirbelbereich. Sobald es Ihnen in dieser Dehnung möglich ist, legen Sie die Hände nacheinander auf ihre jeweiligen Fersen. Zur Erleichterung und Verkürzung der Wege können Sie Ihre Zehen aufstellen, so sollten Sie leichter mit den Händen erreichbar sein. Der Kopf bleibt in Verlängerung der Wirbelsäule und wird nicht nach hinten überstreckt.

Ausgleichshaltung

Legen Sie sich als Gegenbewegung in Rückenlage und winkeln Sie beide Beine an. Umfassen Sie mit beiden Händen Ihre Knie und schaukeln Sie sanft auf Ihrem unteren Rücken von einer Seite zur anderen oder machen kleine kreisende Bewegungen, wechseln Sie hier dann die Drehrichtung.

Positive Wirkungen

Das Kamel streckt und kräftigt als eine Ausführung der Rückwärtsbeuge die Wirbelsäule und die Rückenmuskulatur, was Rückenschmerzen lindern und vorbeugen kann. Zudem werden in dieser sehr öffnenden Position Anspannungen gelöst, die Bauchorgane werden stimuliert und es wird Stress abgebaut.

21. Der Katzenschwanz – Marjarasana
Ausführung

Beginnen Sie hier, indem Sie sich auf die rechte Seite legen. Sie können hier den Kopf in die Hand des aufgestützten rechten Armes oder auf den liegenden Oberarm ablegen. Wie es für Sie am angenehmsten ist.

Das linke Bein nehmen Sie nach vorn und legen es angewinkelt auf der Matte ab. Das rechte Bein winkeln Sie nach hinten an und greifen den rechten Fuß mit Ihrer linken Hand. Schieben Sie dann die linke Schulter etwas weitere nach hinten, sodass Sie in eine angenehme Drehung kommen. Verweilen Sie nun für drei bis fünf Minuten in der sanften Drehung des Katzenschwanzes.

Ausgleichshaltung

Vor dem Seitenwechsel und nach der Übung strecken Sie Arme und Beine lang aus und bringen die Wirbelsäule so wieder in eine Linie. Spüren Sie nach und nehmen Sie einige tiefe Atemzüge.

Positive Wirkungen

Diese Asana dehnt die vordere Oberschenkelmuskulatur und den Hüftbeuger und stellt so eine gute Gegenbewegung für Vorbeugen oder auch eine überwiegend sitzende Haltung im Alltag dar.

22. Das Quadrat – Samachaturasana
Ausführung

Für die Stellung des Quadrates begeben Sie sich in einen für Sie bequemen Schneidersitz. Die Füße können übereinander oder hintereinander auf der Matte liegen. Strecken Sie sich nun nach oben und machen die Wirbelsäule lang. Jetzt wandern Sie mit beiden Händen auf der Matte nach vorn und legen die Unterarme parallel ab. Falls möglich, legen Sie die Stirn auf der Matte oder auf einem zu Hilfe genommenen Kissen ab. Halten Sie während der Ausführung Ihren Rücken gerade.

Ausgleichshaltung

Als Gegenbewegung legen Sie sich auf den Rücken und stellen die Füße auf. Senken Sie nun beide Knie abwechselnd auf die linke und rechte Seite. So mobilisieren Sie das Hüftgelenk und bringen es wieder ins Gleichgewicht.

Positive Wirkungen

Im Quadrat wird Ihr gesamter Rücken sowie Schulterbereich gedehnt. Es öffnet die Hüfte und Leiste und gibt Ihnen neue Energie.

23. Die Hocke – Malasana
Ausführung

Diese Asana beginnt ausnahmsweise im Stehen. Öffnen Sie die Füße hüftbreit, die Zehen zeigen leicht nach außen und die Fersen mehr nach innen. Beugen Sie nun Ihre Knie, um so in die Hocke zu kommen. Wenn Sie hier mit den Fersen vom Boden abheben, können Sie unterstützend eine Decke unter diese legen. Nehmen Sie nun beide Hände in Gebetshaltung vor das Herz, also Handflächen gegeneinander und Fingerspitzen nach oben zeigend, und drücken Sie mit den Ellbogen sanft gegen die inneren Oberschenkel. So können Sie die Intensität selbst bestimmen und auch während der Übung Ihren Bedürfnissen anpassen. Heben Sie nun die Brust an und ziehen Sie die Schultern zurück, sodass der Rücken gerade ist. So können Sie die Weite in der Oberkörpervorderseite auskosten und in der Hocke nun drei bis fünf Minuten verweilen.

Ausgleichshaltung

Als Ausgleich für diesen Hüftöffner legen Sie sich auf den Rücken und stellen die Füße mattenbreit auseinander auf. Nun lassen Sie beide Knie x-förmig zueinander fallen und nehmen ein paar tiefe Atemzüge.

Positive Wirkungen

Durch diese Pose stärken Sie Ihre vorderen Schienbeinmuskeln und öffnen den Hüft- und Leistenbereich. Sie verbessern hierdurch Ihr Gleichgewicht und Malasana wirkt zudem stabilisierend und beruhigend auf den Geist.

24. Das Krokodil – Makarasana
Ausführung

Diese Pose wird in Rückenlage begonnen. Legen Sie Ihre Arme auf Höhe der Schultern im rechten Winkel zu Ihrem Körper flach und ausgestreckt auf dem Boden ab. Die Handflächen berühren den Boden. Stellen Sie nun beide Füße auf der Matte auf und lassen Sie beide Beine nach rechts sinken. Die Beine bleiben hier geschlossen. Versuchen Sie, sowohl linke Schulter als auch das rechte Knie auf dem Boden zu lassen. Um die Drehung zu intensivieren, schauen Sie nach links zu Ihrer linken Hand. Achten Sie in dieser Haltung auf Ihren unteren Rücken, welcher hier besondere Aufmerksamkeit erhält. Bleiben Sie in dieser Asana für drei bis fünf Minuten liegen und nehmen Sie ein paar tiefe Atemzüge.

Als Variante können Sie nun auch das obenliegende Bein ausstrecken und so die Dehnung verstärken. Ebenso kann die Übung angepasst werden, indem Sie Ihre gegenüberliegende Hand auf das Bein oder Knie ablegen und entweder allein die Schwerkraft nachhelfen lassen oder es sanft in Richtung Boden drücken.

Ausgleichshaltung

Strecken Sie beide Beine aus und legen Sie die Arme nahe am Körper ab. Spüren Sie in der einfachen Rückenlage der Drehung nach und wechseln Sie dann die Seite. Im Anschluss dieser Übung wird oft die abschließende Ruhehaltung, Shavasana, eingenommen, um die Yoga-Praxis zu beenden.

Positive Wirkungen

Diese Übung, welche eine intensive Drehübung darstellt, regt die Entgiftung des Körpers an. Außerdem werden Verspannungen gelöst und die Wirbelsäule wird flexibel gehalten. Diese Asana beruhigt das Nervensystem und wird gern gegen Ende einer Yin-Yoga-Einheit eingenommen, um zu einem sanften Abschluss zu gelangen. Stress wird reduziert und es kann Ruhe und Kraft Einkehr in den Geist finden.

25. Die Rückenentspannungshaltung – Shavasana

Mit dieser Asana, welche wörtlich aus dem Sanskrit mit Totenhaltung übersetzt wird, beenden Yogis und Yoginis jede ihrer Yogaeinheiten. Sie ist also keine reine Yin-Yoga-Haltung, vielmehr eine in allen Yogaarten verbreitete Abschlusshaltung, um die Yoga-Praxis zu beenden. In dieser Schlussentspannung verteilt sich die Energie, welche durch die vorangegangenen Übungen aktiviert wurde, im gesamten Körper und er kommt noch mal abschließend zur Ruhe und in den Zustand der absoluten Entspannung.

Ausführung

Sie liegen bei Shavasana auf dem Rücken. Um den unteren Rücken gestreckt abzulegen, stellen Sie zunächst beide Füße auf der Matte auf. Heben Sie Ihr Gesäß nun kurz an und rücken es möglichst weit in Richtung der Füße, um es dort wieder abzulegen.

Nun hat die Lendenwirbelsäule an maximaler Länge gewonnen. Legen Sie dann beide Beine, etwa mattenbreit, wieder am Boden ab. Heben Sie die Beine nacheinander für einen Moment nach oben und strecken Sie sie mit der Ferse voraus von sich weg, um sie dann wieder abzulegen. Die Füße lassen Sie locker nach außen fallen. Um die Brust zu öffnen, ziehen Sie Ihre Schulterblätter einmal zueinander und entspannen anschließend den gesamten Schulterbereich.

Strecken Sie auch die Arme nacheinander in Richtung der Füße und legen Sie diese nicht zu nah, aber neben Ihrem Körper ab. Die Handflächen zeigen nach oben. Drehen Sie nun Ihren Kopf ein paar Mal langsam und achtsam von links nach rechts und von rechts nach links. Wenn Sie ihn wieder in der Mitte eingependelt und das Kinn etwas zur Brust genommen haben, um den Nacken lang zu machen, liegt Ihre gesamte Wirbelsäule in einer Linie auf dem Boden. Falls Sie Probleme im unteren Rücken haben, können Sie gern die Füße mattenbreit aufstellen und die Knie x-förmig zueinander fallen lassen.

Diese Beschreibung ist ziemlich lang, dafür, dass Sie am Ende nur „einfach auf dem Rücken liegen", jedoch ist das bewusste und richtige Ablegen der einzelnen Körperteile relevant und unterstützt diese Haltung, durch welche Sie zur puren Entspannung gelangen werden.

Lassen Sie nun alles los. Schließen Sie die Augen. Geben Sie mit jedem Atemzug mehr Gewicht an den Boden ab und fühlen Sie sich schwerer und schwerer. Spüren Sie Ihren Körper, wie er mit der größtmöglichen Fläche den Boden berührt und Sie auf der Matte erdet. Lassen Sie dann auch den Atem fließen und auf natürliche Weise, ohne darüber nachzudenken, kommen und gehen. Ebenso ziehen die Gedanken einfach vorbei und jeglicher Druck und jegliche Anspannung fallen von Ihnen ab. Verweilen Sie in dieser wunderbaren Haltung gern bis zu zehn Minuten. Wenn Sie das

Gefühl haben, Sie möchten aus Shavasana herauskommen, tun Sie das behutsam. Atmen Sie zunächst wieder bewusst tief ein und aus. Beginnen Sie, Ihre Finger und Hände, Zehen und Füße zu bewegen.

Machen Sie kreisende Bewegungen und strecken Sie schließlich Arme und Beine und machen Sie sich lang. Hier ist alles erlaubt und Sie machen die Bewegungen, welche Ihnen gerade intuitiv guttun werden. Anschließend kommen Sie – gern noch mit geschlossenen Augen – in eine sitzende Haltung, gern der Schneidersitz.

Nehmen Sie noch einmal kraftvoll beide Arme über die Seite nach oben. Führen Sie die Handflächen über Ihrem Kopf zusammen und nehmen Sie diese Gebetshaltung nach vorn vor Ihrem Herzen ein. Bedanken Sie sich bei sich selbst und Ihrem Körper für diese wunderbare, eben durchgeführte Yoga-Praxis und spüren Sie die Energie in Körper, Geist und Seele.

YIN-YOGA-FLOW

Eine Yoga-Sequenz ist zumeist in drei Phasen unterteilt. Begonnen wird mit einem kurzen Ankommen auf der Matte. Das heißt, Sie legen sich Ihre Yoga-Matte und alle eventuell benötigten Hilfsmittel in greifbarer

Nähe zurecht und schalten äußere Störfaktoren aus. Dann begeben Sie sich in den Schneidersitz und nehmen beide Hände kraftvoll über die Seiten nach oben.

Atmen Sie dabei tief ein und bringen Sie beim Ausatmen die Hände in Gebetshaltung nach unten vor Ihr Herz. Das könnte ein gelungener Einstieg in eine Yogaeinheit sein und lässt Sie auf sich und Ihren Körper fokussieren. Alternativ blenden Sie zuerst einmal den Alltagsstress aus, indem Sie sich wenige Minuten in Rückenlage begeben und die Augen schließen.

Anschließend folgt der Hauptteil, in welchem bestimmte Asanas geübt werden. Die Reihenfolge bleibt einem frei überlassen oder können aus einem vorgegebenen Plan übernommen werden. Dieser Teil beansprucht die meiste Zeit, muss aber nicht immer bis zu einer Stunde heranreichen, um Erfolg mitzubringen. Selbst wenige Übungen und eine kürzere Übungszeit zeigen einen Effekt, insbesondere auf die Ausgeglichenheit, denn Sie haben sich aktiv Zeit nur für sich genommen. Yin-Yoga-Einheiten können aber auch schon einmal bis zu zwei Stunden dauern, denn wie Sie erfahren haben, werden die einzelnen Asanas einige Minuten gehalten und eine Ausgleichshaltung dazwischen benötigt auch ihre Zeit. Sie sind also frei in der Zeiteinteilung und können jeden Tag flexibel Ihre

Yoga-Praxis durchführen. Am Ende bringt Sie die Schlussentspannung, Shavasana, zur vollkommenen Entspannung und verteilt die durch die durchgeführten Asanas gewonnene spirituelle und körperliche Energie im gesamten Körper. Sie werden wieder in den Alltag zurückgeführt und beenden für heute Ihre Yoga-Praxis. Auf dass Sie Ihre Matte bald wieder begrüßen!

BEISPIEL EINER YIN-YOGA-SEQUENZ UND GEWOHNHEIT

Im Folgenden soll Ihnen ein Beispiel für eine komplette Yoga-Sequenz beschrieben werden.

Nachdem Sie nun die verschiedenen Asanas des Yin Yogas kennengelernt haben, folgt hier ein möglicher Yin-Yoga-Flow, also eine Sequenz von Asanas, welche wunderbar nacheinander geübt werden können. Grundsätzlich stellen die einzelnen Asanas Bausteine dar, welche in beliebiger Reihenfolge eine Yoga-Einheit bilden können. Da sie jeweils verschiedene Regionen des Körpers ansprechen und stimulieren und zudem unterschiedlich auf den Geist wirken, können Sie diese je nach Situation und Ihrer aktuellen Stimmung oder danach auswählen, welcher Bereich Ihres Körpers gerade etwas mehr Aufmerksamkeit braucht.

Dies finden Sie auch heraus, indem Sie sich allgemein in Achtsamkeit üben und auf Ihren Körper hören. Lesen Sie sich am besten die Reihenfolge der Asanas durch und blicken Sie dann noch einmal zurück, wie die Ausführung richtig zu erfolgen hat, um den bestmöglichen Erfolg und die tiefste Entspannung aus dieser Yin-Yoga-Sequenz zu schöpfen. Nehmen Sie sich dann Zeit und Ihre nötigen Hilfsmittel in greifbare Nähe und kommen Sie auf der Matte an. Starten Sie dann, die Asanas der Reihe nach zu üben.

Yin-Yoga-Sequenz:

1. Der Herzöffner
2. Das Reh (rechts und links)
3. Die Libelle
4. Der Drache (rechts und links)
5. Die Banane (rechts und links)
6. Die Sphinx
7. Die Haltung des Kindes
8. Shavasana

Bedanken Sie sich anschließend bei sich selbst, dafür, dass Sie sich die Zeit genommen haben und Ihrem Körper und Geist etwas Gutes getan haben. Wie war sie –

die erste Yin-Yoga-Praxis? Ist es nicht wunderbar er-dend und gleichzeitig energetisierend, seinem Körper so viel Aufmerksamkeit zu schenken und Bereiche zu dehnen und zu spüren, die im Alltag oft vernachlässigt werden? Wie wäre es mit einer täglichen Gewohnheit? Je nachdem, wie Ihre alltägliche Struktur aussieht, können Sie am Morgen nach dem Aufstehen oder am Abend vor dem Schlafengehen oder auch als Mittags-pause im Homeoffice eine regelmäßige Yin-Yoga-Pra-xis einlegen, die spätestens – so sagen wissenschaftli-che Studien – nach 66 Tagen zur Gewohnheit wird. Vermutlich wird Ihnen dann sogar etwas fehlen, falls Sie einmal keine Zeit oder auch Lust auf die Bewegun-gen auf der Yoga-Matte haben.

Alles ist eins – und das Eine ist ewig

Yoga als spirituelles Eintauchen in das Ich. Ganz bei sich ankommen. Im Moment sein. Alles um sich herum ausblenden und sich auf den eigenen Körper, Geist und Seele fokussieren. Klingt für Sie zu schön, um wahr zu sein oder wahr werden zu können? Dieser Zustand ist jedoch erlernbar. Durch das regelmäßige Praktizieren von Yin Yoga kommt man diesem ein großes Stück näher und wenn man sich darauf einlässt, erreicht man ihn sogar. Alles ist eins – und das Eine ist ewig. Diese Worte sollen Sie zur Ausübung verschiedener Asanas, und so zu Ihrer ganz persönlichen Yin-Yoga-Einheit motivieren. Zu Beginn Ihrer Yoga-Praxis kann es natürlich sein, dass die vorher beschriebenen Yoga-Asanas nicht alle unverzüglich perfekt ausführbar sind oder die Lust, sich körperlich zu betätigen, schnell verfliegt. Aber denken Sie daran: Es ist bisher noch kein Meister vom Himmel gefallen.

Hierfür braucht es Geduld und Gelassenheit sowie den Willen, sich etwas Gutes zu tun. Nehmen Sie sich die Zeit für sich und Ihren Körper und Sie werden schnell die positive Wirkung, die das Praktizieren von Yoga auf den Alltag hat, entdecken.

Lassen Sie die Außenwelt für die Zeit, die Sie benötigen, einfach los und richten Sie Ihren Blick auf sich und in sich selbst. So erfahren Sie Entspannung und Reduzierung von Stress und Sorgen, welche Sie umgeben.

Die zu Beginn beispielhaft aufgelisteten Hilfsmittel, wie Entspannungsbäder, Bücherlesen, Beruhigungstees, Lavendel, Spaziergänge und Durchatmen, dürfen Sie gern weiterhin annehmen und ausüben. Besonders das Durchatmen deckt sich mit der Durchführung von Yin Yoga sehr. Jedoch werden Sie diese nicht mehr gänzlich dazu benötigen, um zur Ruhe zu kommen und Ihren Geist zu erden, denn dies passiert nach dem Einfinden in eine regelmäßige Yogapraxis wie von selbst als positiver Nebeneffekt.

In der Ruhe liegt die Kraft. Geben Sie sich Zeit, um in diese neue Welt einzutauchen, und spüren Sie den Erfolg am eigenen Körper und Geist.

In diesem Sinne: Bleiben Sie allzeit entspannt.

Herstellung und Verlag:

BoD – Books on Demand, Norderstedt

ISBN: 9783755708674

1. Auflage

Kontakt: Psiana eCom UG/ Berumer Str. 44/ 26844 Jemgum

Covergestaltung: Fenna Larsson

Coverfoto: depositphotos.com

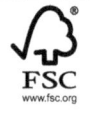